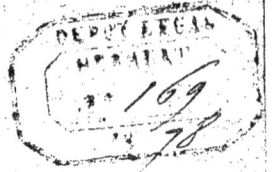

BAGNÈRES-DE-BIGORRE

SON IMPORTANCE POUR LA CURATION PRÉVENTIVE DES
MALADIES RÉPUTÉES INCURABLES, DE LA PHTHISIE
ET DU CANCER EN PARTICULIER.

PAR

Le Dr C. GAUBERT

MÉDECIN-CONSULTANT

à Bagnères-de-Bigorre (Juillet-Novembre)

> «La France perd année moyenne cent
> dix mille Poitrinaires, et on estime que
> la dixième partie des personnes qui
> meurent après vingt ans succombe au
> cancer.»

MONTPELLIER

TYPOGRAPHIE ET LITHOGRAPHIE DE BOEHM ET FILS
Rue d'Alger, 10.

1878

BAGNÈRES-DE-BIGORRE

SON IMPORTANCE POUR LA CURATION PRÉVENTIVE DES
MALADIES RÉPUTÉES INCURABLES, DE LA PHTHISIE
ET DU CANCER EN PARTICULIER.

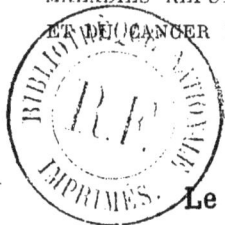

PAR

Le Dr C. GAUBERT

MÉDECIN-CONSULTANT

à Bagnères-de-Bigorre (Juillet-Novembre).

> « La France perd année moyenne cent
> dix mille Poitrinaires, et on estime que
> la dixième partie des personnes qui
> meurent après vingt ans succombe au
> cancer. »

MONTPELLIER

TYPOGRAPHIE ET LITHOGRAPHIE DE BOEHM ET FILS
Rue d'Alger, 10.

1878

Pourquoi, après avoir consacré une quinzaine d'années à l'étude et à l'examen comparatifs des principales stations hydro-minérales, avons-nous choisi Bagnères-de-Bigorre pour la curation préventive des maladies réputées incurables, de la phthisie et du cancer en particulier?

Sans doute « rien n'est plus délicieux que la situation de Bagnères ; c'est le beau ciel de l'Italie qu'on peut admirer en France (Alibert, premier médecin ordinaire des rois de France Louis XVIII et Charles X); sans doute encore, «par la commodité, l'élégance et la salubrité de ses Établissements d'eaux minérales et des logemen ts quelle offre aux malades, par sa riante situation dans une plaine que fertilise l'Adour, par la variété des productions du sol, l'abondance des vivres de toute espèce, la propreté des rues sans cesse balayées par des courants d'une eau limpide, la facilité des communications, les agréments

des places publiques et d'une foule de promenades,
Bagnères est parvenue à se constituer la métropole
des cités minérales des Pyrénées (Sarabeyrouse) :
mais c'est par des considérations plus hautes, comme
on pourra s'en assurer, que nous nous sommes déter-
miné dans notre choix.

En effet : « la peau, dit Hufeland, dans sa Macro-
biotique ou l'Art de prolonger la vie, est l'organe par
excellence de la dépuration. Sans cesse, à chaque
instant, elle évapore une masse énorme de produits
épuisés et devenus inutiles. Cette séparation est inti-
mement liée à notre mouvement vital et à la circulation du sang........ La peau est encore un agent
efficace pour rétablir l'équilibre entre les forces et les
actions de notre corps : plus elle est active et per-
méable, moins on est exposé aux congestions dans les
poumons, l'intestin et les viscères abdominaux......
La peau est en outre un des intermédiaires les plus
utiles à la réparation de notre corps ; c'est à travers
elle qu'un grand nombre d'éléments aériens pénètrent
dans l'organisme : sans une peau saine, il n'y a donc
pas de restauration complète...... On ne doit pas non
plus oublier que c'est la peau qui est l'organe principal
des crises dans les maladies, c'est-à-dire des mouve-

ments naturels par lesquels celles-ci se décident. »

« Il résulte (Devay, Hygiène des Familles ou du Perfectionnement physique et moral de l'Homme) des expériences de Sanctorius, de Dodart et de celles plus récentes de Séguin, qu'un rapport des plus intimes existe entre la sueur et les aliments, les boissons et les autres excrétions. La transpiration cutanée est donc beaucoup plus que le mot ne semblerait le dire ; elle est une sécrétion, une véritable fonction dépuratoire. Lorsque cette fonction de dépuration diminue ou se pervertit, l'organisme retient dans son intérieur une quantité notable de matières hétérogènes, dont l'influence sur la santé peut être incalculable. Les expériences délicates de Séguin ont prouvé que la moyenne de la perte en poids, par l'exhalation, est de dix-huit grains par minute, dont onze pour la transpiration cutanée, et sept pour la perspiration pulmonaire ; que la plus grande perte de poids déterminée par l'exhalation est de cinq livres en vingt-quatre heures ; la moindre, d'une livre, onze onces et quatre gros. »

« Les excrétions, véritables résidus du laboratoire humain, sont à la fois le résultat et la mesure des échanges entre l'organisme et le monde extérieur ; c'est par elles que s'opère de l'un à l'autre et d'une manière visible la circulation de la matière ; par elles se maintient l'équilibre entre la nutrition et la décomposition interstitielle ; sous ce rapport, leur proportion avec les aliments indique les phases de l'âge et l'état actuel de la vie, et elles constituent l'un des éléments essentiels de la statique hygiénique. Les excrétions représentent par leur ensemble comme un vaste appareil de dépuration du sang ; intermittentes ou continues, elles le débarrassent des matériaux hétérogènes, et assurent l'identité du fluide nourricier à toutes les époques de l'existence. Modératrices de la caloricité, leurs variations concourent à la stabilité de la température animale ; quand celle-ci s'élève ou s'abaisse sous l'influence du climat, du régime, du mouvement ou du repos, la diminution ou l'augmentation des pertes cutanées traduit et corrige ces effets. Là ne se borne point le rôle des excrétions : elles versent sur les ressorts multiples de la machine le fluide qui en facilite le jeu : adjuvants de l'activité fonctionnelle des organes, elles les protègent dans la variété de leur destination, approprient toute surface vivante à la spécialité de son modificateur, établissent entre l'organisme tout entier et le milieu extérieur, une couche intermédiaire de produits qui sont sans texture et sans connexion avec la vie, quoiqu'ils dépendent de ses lois par leur origine et leur fin. Enfin, dans les troubles de la maladie, elles deviennent à juste titre l'objet d'une exploration particulière ; elles réfléchissent, dans leur qualité et dans leur quantité, la marche du travail pathologique ; tour à tour causes ou symptômes, elles sont une des bases les plus certaines du pronostic et des indications curatives ; souvent la maladie gît tout entière dans leurs oscillations, la guérison dans leur retour à l'équilibre ; elles sont les agents de ces crises qui résolvent avec une efficacité soudaine des états morbides que l'art ordinaire harcèle en vain de ses bénévoles agressions.....

Il existe entre les diverses excrétions une relation qui se manifeste surtout entre celle de la peau cutanée et les excrétions pulmonaire, urinaire et intestinale ; l'activité de celles-ci est en raison inverse de l'activité de la peau ; l'exhalation intestinale influe sur celle des bronches et des organes urinaires. Voici, d'après des observations rassemblées par Haller, l'évaluation moyenne et par onces des substances ingérées et évacuées :

Pour Sanctorius : aliments et boissons ou recette, 60 ; transpiration, 52 ; urine, 24 ; excréments, 4 ; total des dépenses, 60...............

Pour Gorter : recette, 91 ; transpiration, 49 ; urine, 56 ; excréments, 8 ; total des dépenses, 93.

. . . .

La proportion des gaz et des liquides excrétés par un homme en 24 heures a été évaluée comme il suit :

	ONGES.
Vapeur aqueuse à la peau..............	28,70
Vapeur aqueuse pulmonaire..........	18,30
Gaz acide carbonique dans les poumons..	48,28
Gaz acide carbonique à la peau.........	0,72
Urine............................	40,00
Suc gastrique et intestinal.............	31,00
Bile..............................	10,00
Salive............................	10,00
Suc pancréatique....................	2,00
Sérosité vésiculaire..................	2,00
Larmes et mucus nasal.......	1,00

Total : 12 livres par 24 heures, 69 grains par minute, environ un grain pendant chaque pulsation (Michel Lévy, Traité d'hygiène publique et privée).

Nous aurions pu invoquer bien d'autres témoignages touchant la valeur singulière du rôle fonctionnel de la peau, produire des citations non moins éloquentes et décisives que celles qui précèdent ; mais il nous faut borner.

Ce n'est pas tout cependant que la fonction ; il y a plus encore. L'anatomie comparée est venue montrer (Serres, Ducrotay de Blainville) que tous nos organes ne sont originairement que des appendices de la peau appropriés chacun aux fonctions qu'ils sont destinés à remplir : *Cutis nostra, Gaster est; Cutis nostra, Pulmo est; Cutis nostra, Cerebrum est*. Déjà Bichat, après avoir longuement parlé, dans son Anatomie générale, des sympathies passives ou actives de la peau, avait ajouté : « Pour passer en revue toutes les sympathies exercées ou subies par l'organe cutané, il faudrait aussi passer en revue toutes nos maladies. »

« Les animaux les plus simples ne présentent qu'une surface extérieure, privée d'ouverture visible, enveloppant la substance de l'animal, sans s'en distinguer par sa structure; c'est le premier indice du système cutané . . . .

Le corps de l'animal se présente ensuite parcouru dans une étendue plus ou moins considérable par une cavité à une, puis à deux ouvertures. . . . Bientôt on voit cette cavité se ramifier à des profondeurs variables dans la substance de l'animal. La nourriture nouvellement introduite , et qui vient d'être préparée, est alors charriée par des voies spécialement et constamment réservées à cet usage, et qui se distinguent plus ou moins de la masse qui enveloppe le corps. Ces voies de circulation forment les premiers rudiments du système vasculaire.....

Un degré de composition plus élevé consiste d'une part dans l'isolement plus complet d'organes déjà existants , mais dont la nature et la position se tranchent davantage ; d'autre part dans la présence d'organes nouveaux qui ajoutent et au nombre et à la composition de ceux qui concourent à la formation de l'organisme..............................

Les organes nouveaux proviennent du canal intestinal ou peau interne (glandes diverses pour la conservation de l'individu ou de l'espèce), ou de la peau externe, comme le système respiratoire..........

Les systèmes qui se manifestent ensuite, avec des caractéres propres, sont les systèmes musculaire et nerveux....... ....

Dans un état de complication plus perfectionnée, à ces organes musculaires et nerveux s'ajoutent d'autres systèmes remarquables surtout par la dureté et la solidité, etc., etc......................

La substance animale décomposée ainsi d'une manière insensible et graduelle du zoophyte aux animaux les plus élevés, nous offre les systèmes qui viennent d'être exposés....................

L'embryon des animaux supérieurs, avant d'atteindre sa perfection, parcourt plusieurs degrés d'organisation ; et ces degrés correspondent à ceux que certains animaux ne dépassent jamais pendant toute la durée de leur vie......... ....

N'oublions pas que le caractère propre à l'espèce se développe de bonne heure ; mais les premiers rudiments des espèces les plus différentes sont essentiellement les mêmes (Meckel, Traité général d'Anatomie comparée). « Le germe n'est pas une miniature de l'Être qui doit en provenir, mais le siège de la force organogénique qui doit présider à son édification (Milne-Edwards). Cette édification se fait de la périphérie vers le centre.

« Que la peau soit une des plus solides bases de la santé et de la vie, personne ne le niera maintenant, et il est incompréhensible qu'on l'ait autant négligée (Hufeland, un des plus illustres praticiens de notre siècle ; même ouvrage).

Si j'avais un point d'appui, s'écriait un géomètre célèbre, je soulèverais le monde! Notre « point d'appui », à nous, pour la curation de ces états morbides divers qui préparent ou qui alimentent nos maladies les plus communes et les plus graves, pour « soulever » la pathologie entière, est tout indiqué : c'est la peau, principe et fondement de tout notre organisme, terminaison et fin de toutes nos fonctions, théâtre principal « des mouvements par lesquels les maladies se décident ».

Quant au levier ou à la force, nous l'avons à Bagnères, dans les eaux sulfatées. Qu'est-ce d'abord que la maladie conçue dans son essence? M. Littré (Médecine et Médecins) va nous répondre : « La maladie, c'est de la physiologie dérangée ». Tandis, par exemple, que les Fauves qui vivent en suivant les impulsions de leur instinct ou « physiologiquement » ne connaissent pas la maladie, ceux qui sont enfermés dans nos ménageries succombent presque tous à la phthisie et au cancer. Par contre, le cheval réduit en servitude, mais dont la « physiologie » languissante est journellement réveillée par le moyen qu'on sait, est aussi fringant, aussi net et aussi longève que celui qui vit en liberté dans les pampas de l'Amérique. Nous ajouterons, pour être bien compris, que lorsqu'on parcourt certaines provinces turques d'Asie, on est frappé de l'extraordinaire différence qu'on y voit, pour la vigueur et la fraîcheur, entre les enfants des deux sexes : c'est que les uns sont « élevés » comme un bétail qui aura un jour son prix, et qu'on ne fait rien pour la « physiologie » des autres. Et les eaux minérales elles-mêmes, que sont-elles ? Elles sont, comme nous l'avons démontré dans notre brochure (Initiation à la maladie chronique...), de la « Force médicatrice », de la « Fièvre dépuratoire et récorporative » inépuisables, c'est-à-dire qu'elles « réveillent » non - seulement notre « physiologie », mais encore qu'elles la « retrempent » graduellement. Il ne nous restait donc plus qu'à distinguer celles de ces eaux (levier ou force) qui sont tout à la fois les plus puissantes, les plus exclusivement puissantes sur la peau et les plus maniables et les plus dociles sous la main du médecin : ces eaux, ce sont les Sulfatées.

On a pu admirer dans les usines de notre marine militaire ces marteaux-pilons qui pèsent plusieurs tonnes ; le mécanicien presse un ressort, et alors,

selon qu'il lui plaît, la masse se précipite, frappe à
coups redoublés et avec un bruit formidable sur des
blocs de fer qu'elle façonne en plaques pour nos
vaisseaux cuirassés, ou en arbres de couche gigan-
tesques pour leurs machines ; ou bien, si vous osez
en faire l'épreuve, elle vient sans bruit et doucement
se reposer sur votre main et presque la caresser :
telles sont les Eaux de Bagnères, toujours dociles,
toujours correctes et ne dépassant jamais le but, car
leurs actions spéciales, exclusives sur la peau, sont
exactement proportionnelles à leur température. Le
médecin pourra toujours les gouverner à son gré,
frapper fort ou caresser, aussi longtemps qu'il le
jugera bon, jusqu'à rénover et retremper les corps,
lorsque les malades en comprendront la nécessité.
Bagnères possède plus de cinquante sources sulfatées
dont la température varie de 30 à 50 degrés.

Il y a en outre à Bagnères, « qui est assurément
une des stations thermales les plus riches qui se
puissent rencontrer, et celle où la médication peut
être le plus compliquée (Durand-Fardel, médecin-
inspecteur à Vichy), des eaux ferrugineuses et des
eaux sulfureuses sodiques dont la composition est la
même que celle de la source Vieille d'Eaux-Bonnes

(Poggiale, pharmacien-inspecteur, membre du Conseil de santé des armées). Bagnères jouit de plus d'une altitude moyenne (567ᵐ) ; avantage inappréciable, étant données nos modernes facilités de locomotion et cette furieuse précipitation que mettent certains malades dans tout ce qu'ils entreprennent : où ne monteraient-ils pas en quelques heures, et que ne demanderaient-ils pas incontinent et dans le tumulte de toutes leurs fonctions ?

Le climat de Bagnères, enfin, est privilégié ; aussi tous les jours les malades pourront s'y lever avec le soleil, aller respirer l'air si pur et si vivifiant du matin, et se livrer à ces promenades qui « perfectionnent la coction » des aliments, commencée pendant le sommeil, en expulsant du sang les matières qui doivent en être éliminées (Hippocrate, Sanctorius, Gorter). L'exercice du corps, actif ou passif, est une indispensable et féconde préparation à tout traitement minéral.

Résumé aphoristique.

La maladie, c'est de la physiologie dérangée.

L'eau minérale, c'est de la « Force médicatrice », de la « Fièvre dépuratoire et récorporative ».

La peau, c'est la base la plus large et la plus solide de notre santé et de notre vie, le principe et le fondement de tout notre organisme, la terminaison et la fin de toutes nos fonctions, le théâtre principal des mouvements par lesquels les maladies se décident.

Jusqu'à présent on a conseillé principalement contre la Phthisie des eaux qui « poussent à la poitrine » : nous conseillons, nous, des eaux qui « poussent à la peau », qui « dérivent et qui révulsent » au contraire exclusivement, comme les Sulfatées[1]. Il faut expulser par l'émonctoire cutané (*cloaca maxima*) et brûler par l'exercice « cette pourriture » d'où sortent « ces Pythons » d'une nouvelle espèce qu'on appelle le Tubercule et le Cancer.

Pour atteindre ce double but, Bagnères est le « Sanatorium » le plus favorisé et le mieux approprié de la France.

---

[1] Les Sulfatées de Bagnères sont dix fois plus riches en principes minéraux que les Sulfureuses sodiques : source du Dauphin à Bagnères 2 gr. 80..; de la Raillère à Cauterets 0 gr. 18..; de la Reine à Luchon 0 gr. 25..; de l'Escaldadou à Amélie 0 gr. 30..; etc. La source Vieille d'Eaux-Bonnes 0 gr. 60... fait seule exception.

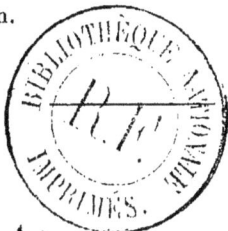

www.ingramcontent.com/pod-product-compliance
Lightning Source LLC
Chambersburg PA
CBHW050442210326
41520CB00019B/6038